ÉTUDE CRITIQUE

DES

INJECTIONS SOUS-ARACHNOÏDIENNES

DE COCAÏNE

EN OBSTÉTRIQUE

PAR

Le Dr Louis GUISONI

Ex-Interne de l'Hôpital de Mustapha.

LYON

A. REY & Cie, IMPRIMEURS-ÉDITEURS DE L'UNIVERSITÉ

4, RUE GENTIL, 4

1902

ÉTUDE CRITIQUE

DES

INJECTIONS SOUS-ARACHNOIDIENNES

DE COCAÏNE

EN OBSTÉTRIQUE

ÉTUDE·CRITIQUE

DES

INJECTIONS SOUS-ARACHNOÏDIENNES

DE COCAÏNE

EN OBSTÉTRIQUE

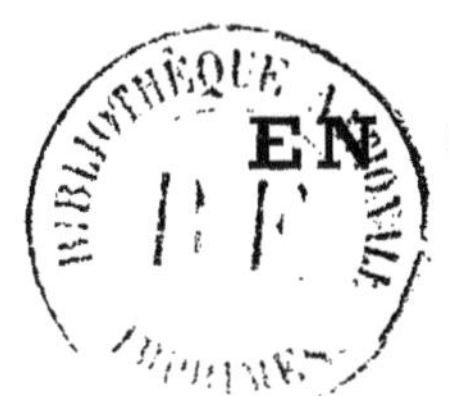

PAR

Le Dr Louis GUISONI

Ex-Interne de l'Hôpital de Mustapha.

LYON

A. REY & Cie, IMPRIMEURS-ÉDITEURS DE L'UNIVERSITÉ

4, RUE GENTIL, 4

1902

AVANT-PROPOS

Arrivé au terme de nos études médicales, nous sommes heureux de pouvoir apporter un humble témoignage de gratitude à tous ceux qui nous ont aidé de leurs conseils ou manifesté leurs sympathies au cours de nos années d'études.

Nous avons contracté envers nos parents une dette immense de reconnaissance pour les sacrifices qu'ils se sont imposés, afin de nous permettre de terminer heureusement notre instruction ; nous souhaitons que l'avenir nous fournisse l'occasion d'acquitter cette dette.

Tous nos professeurs de l'Ecole d'Alger nous ont toujours témoigné la plus grande bienveillance. Tous ont droit à notre reconnaissance. Nous sommes heureux de pouvoir remercier particulièrement MM. les professeurs Cochez, Moreau, Rey de l'affectueuse estime qu'ils nous ont toujours témoignée. MM. les Drs Moutet et Denis nous ont inspiré le sujet de notre thèse. M. le Dr Moutet a bien voulu diriger nos travaux ; tous deux peuvent être assurés de notre gratitude. MM. les professeurs Bruch, Vincent, Curtillet, Brault, Goinard, MM. les Drs Battarel, Sabadini, Raynaud, Crespin, Scherb, dont nous avons été successivement externe et interne, nous ont toujours donné des conseils éclairés. Nous les en remercions sincèrement.

Nous n'oublierons jamais ce que fut pour nous notre maître vénéré, M. le professeur Gémy, dont la mort récente a troublé profondément tous ses élèves.

Comment passer sous silence l'accueil bienveillant de M. le professeur agrégé Sambuc, lors de notre arrivée à Lyon. Qu'il soit assuré de notre entière reconnaissance.

M. le professeur Fochier a bien voulu accepter la présidence de notre modeste travail, qu'il veuille bien agréer nos respectueux remerciements pour le très grand honneur qu'il nous a fait.

Et maintenant, un dernier souvenir à tous nos bons amis d'études et d'internat, les Drs Jaume, Roulon, Dumolard, Lemaire, Cabanes, Jasseron, Bernasconi, Maillefer.

Que tous nos camarades d'études soient convaincus que nous conserverons toujours d'eux le meilleur souvenir.

16 mai 1902.

ÉTUDE CRITIQUE

DES

INJECTIONS SOUS-ARACHNOIDIENNES

DE COCAÏNE

EN OBSTÉTRIQUE

HISTORIQUE

Les injections sous-arachnoïdiennes de cocaïne sont à l'ordre du jour depuis bientôt trois ans. Toutes les publications, tant en France qu'à l'étranger, relatent des observations ou donnent des analyses concernant la question. Elle a fait la conquête d'un grand nombre de chirurgiens soulevant partout des discussions intéressantes et passionnées. C'est Corning, médecin neurologiste de New-York, qui fut le premier, en 1885, à proposer l'injection intra-rachidienne de cocaïne, pour obtenir l'anesthésie du segment inférieur du corps, au cas d'opérations chirurgicales. Corning ne fut pas suivi et sa méthode tomba dans l'oubli. En 1891, Quincke préconise la ponction lombaire dans l'hydrocéphalie, la méningite cérébro-spinale. Depuis, les recherches physiologiques et thérapeutiques de Mosso, Franck, Sicard, Chipault, etc., ont montré la facilité et l'innocuité de la ponction lombaire.

Bier, de Kiel, en 1898, après des essais sur les animaux et sur lui-même, injecte par la voie lombaire 3 centigrammes de cocaïne à un malade atteint de tuberculose tibio-tarsienne, qui refuse l'anesthésie générale. Le résultat fut excellent, mais n'eut pas un grand retentissement.

Le 3 novembre 1899, Tuffier, chirurgien français, essaie la méthode, en précise les indications, les règles et la préconise avec tant de chaleur et de persévérance, qu'elle mérite véritablement le nom de méthode Bier-Tuffier, sous lequel elle est connue dans le monde entier. Du domaine de la chirurgie, l'anesthésie cocaïnique par injection intra-rachidienne ne devait pas tarder à passer dans le domaine de l'obstétrique. De tout temps, les accoucheurs, justement frappés des douleurs parfois intolérables de l'accouchement, ont cherché à calmer ces souffrances. On a ainsi mis à contribution le chloroforme, l'éther, le chloral, le bromure d'éthyle, l'antipyrine, le protoxyde d'azote, la cocaïne appliquée sur le col de l'utérus ou injectée dans le tissu cervical, l'hypnotisme, etc.

M. le professeur Doléris, déjà connu par ses travaux sur l'anesthésie obtenue par la cocaïne en injection dans le col, suivait la méthode Bier-Tuffier avec intérêt.

Frappé des excellents résultats obtenus en chirurgie, M. Doléris pratiqua l'injection de cocaïne pour des accouchements particulièrement douloureux et présenta, le 17 juillet 1900, à l'Académie de médecine, le résultat de ses premières recherches.

Deux jours avant, en Allemagne, O. Kreiss publiait dans le *Centralblatt für Gynæcologie*, six observations de cocaïnisation intra-rachidienne chez des parturientes provenant de la clinique du professeur Bumm (Bâle).

Comme Tuffier, pour la chirurgie, Doléris s'est constitué en France le champion de l'analgésie par injection de cocaïne dans l'arachnoïde lombaire, appliquée aux accouchements. Le 9 novembre 1900 et le 7 décembre de la même année, Doléris et Malartic faisaient deux communications à la Société d'obstétrique, basées l'une sur vingt-cinq cas, l'autre vingt cas nouveaux. M. Doléris publiait dans le *Bulletin médical* du 13 février 1901, un travail dans lequel il exposait une nouvelle propriété de la cocaïne utilisable en obstétrique, à savoir son action ocytocique. Enfin, M. Malartic, interne de M. le professeur Doléris, présentait et soutenait, le 20 février 1901, devant la Faculté de Paris, sa thèse contenant 62 observations, précisant et complétant les idées de M. le professeur Doléris sur la question.

En France comme à l'étranger, Doléris et Kreiss ont eu des imitateurs. Dupaigne donne à l'Académie de médecine, le 28 août 1900, le résultat de ses recherches exécutées à l'instigation de son maître Tuffier sur l'application de l'analgésie médullaire à l'obstétrique. Marx, dans le *Medical Record* d'octobre 1900 et dans le *Philadelphia Medical Journal* du 10 novembre de la même année, publie deux séries, l'une de vingt et un cas, l'autre de dix-neuf cas d'accouchements à la cocaïne.

Hawley et Taussig *(Medical Record,* 19 janvier 1901) relatent vingt et un cas dont quatorze obstétricaux et sept gynécologiques. Porack, à l'Académie de médecine (séance du 29 janvier 1901), lit un travail basé

sur des observations personnelles. A la Société obstétricale de Paris, MM. les professeurs Puech et de Rouville communiquent trois observations recueillies dans
le service de la clinique d'obstétrique de Montpellier.
De plus, M. le professeur Puech traite magistralement
la question dans la *Gazette des Hôpitaux* du 27 juillet 1901.

Mentionnons encore les études consacrées à la question des injections sous-arachnoïdiennes de cocaïne en
obstétrique par Ehrenfest dans le *Medical Record*, par
Labusquière dans les *Annales de gynécologie*, par
Démelin dans l'*Obstétrique*. Citons le rapport de Guéniot à l'Académie de médecine et, enfin, la thèse récente de Diamantberger (fin 1901).

A Alger, M. le Dr Denis, partisan convaincu de la
méthode de Bier-Tuffier, fit le premier une injection
sous-arachnoïdienne de cocaïne en octobre 1900 pour
une application de forceps. Il fut frappé de l'excellence
de la méthode et l'appliqua à sa clientèle dans trois
cas publiés dans le *Bulletin médical de l'Algérie* (septembre 1901).

Sur la proposition de M. le Dr Denis, notre chef de
service, M. Moutet, voulut bien nous permettre de
pratiquer des injections rachidiennes de cocaïne dans
les accouchements particulièrement longs et douloureux et dans les interventions obstétricales. Nous dési-
rions simplement mettre à profit les bons résultats
obtenus par MM. Doléris et Malartic. Notre attente fut
en partie déçue. L'action analgésique, que les observations de la chirurgie nous permettait de prévoir, était
parfaite. Toutes les interventions étaient possibles, mais

le pouvoir ocytocique, pouvoir accélérateur du travail, ne parut pas résulter de nos observations. Certes, on ne pouvait nier l'action ocytocique de la cocaïne après les observations de Doléris et Malartic, mais, tout au moins cette action semblait bien inconstante, puisque nous ne l'avions jamais constatée.

Nous nous sommes spécialement attachés à le démontrer dans une communication à la Société de médecine d'Alger (séance du 6 novembre 1901). Nous reprenons la question dans notre travail en lui donnant plus de développement. Notre étude comprendra donc :

Un rapide exposé sur le mode opératoire de l'injection intra-rachidienne et sur l'action analgésique de la cocaïne ; une longue discussion sur les pouvoirs accélérateur et provocateur du travail, avec un résumé de nos observations et celles déjà parues dans la littérature médicale concluant dans le même sens.

Nous ajouterons quelques remarques sur l'action de la cocaïne sur la délivrance, les suites de couches, la sécrétion lactée. Enfin, nous discuterons les indications de la cocaïne en rappelant l'action du chloroforme et en comparant ses inconvénients à ceux de la rachi-cocaïnisation. Nous donnerons alors nos conclusions.

DE L'INJECTION

Nous passons rapidement sur tous les détails de l'injection (instrumentation, solution, manuel opératoire). Ils ont été rigoureusement fixés par M. Tuffier. Nous nous sommes servis au début d'une seringue de Pravaz, mais nous l'avons bientôt remplacée par la seringue de Luer, toute en verre, plus propre et plus facilement stérilisable. L'aiguille de Tuffier en platine iridiée de 8 centimètres de long est excellente, même pour les femmes particulièrement grasses.

La solution employée a été celle fournie par la pharmacie en petites ampoules de 2 centigrammes. Ces ampoules sont connues dans le commerce sous les noms d'ampoules Poullenc ou Carrion. Elles sont employées couramment dans les services de chirurgie à l'hôpital civil de Mustapha et ont toujours donné d'excellents résultats. Au moment de pratiquer l'injection, nous brisions les extrémités de l'ampoule et versions son contenu dans un petit verre préalablement stérilisé.

Pour la ponction, nous avons suivi la technique de Tuffier, ses points de repère et son lieu d'élection.

L'aiguille dans l'espace sous-arachnoïdien, nous laissions s'écouler une certaine quantité de liquide céphalo-rachidien, puis nous poussions lentement l'injection de cocaïne, le plus lentement possible. Toutes nos injections poussées rapidement en une minute ont occasionné des vomissements. Celles pratiquées en trois ou quatre minutes n'ont donné lieu à aucun inconvénient immédiat. L'injection terminée, on retire brusquement l'aiguille et on obture l'orifice avec du collodion. Puis on replace la parturiente dans le décubitus dorsal, en lui recommandant de ne plus bouger. Pendant la demi-heure qui suit la piqûre, on ne donne aucune boisson. On peut alors donner un peu de café ou de thé au rhum. La glace nous a paru arrêter les vomissements qui surviennent quelquefois dès le début.

L'exécution de l'injection est assez facile en chirurgie où l'on obtient l'immobilité du sujet; mais chez la femme en proie aux douleurs de l'accouchement, on éprouve quelquefois des difficultés insurmontables. Il faut se presser et profiter de l'intervalle de deux contractions. Souvent les contractions sont subintrantes et la femme, énervée, se replace sur le dos, souillant le champ opératoire à peine désinfecté.

Certains accoucheurs ont préconisé le décubitus latéral, d'autres la position génu-pectorale. Nous avons toujours réussi nos injections dans la position assise. Quant à la douleur occasionnée par la piqûre, elle est insignifiante, il est inutile d'anesthésier préalablement la région à l'aide du chlorure d'éthyle ou d'une injection intra-dermique de cocaïne selon la méthode de Reclus.

EFFETS DE L'INJECTION

Action analgésique. — Cette action est absolument incontestable. Nous avons toujours pratiqué nos injections chez des parturientes particulièrement sensibles, dont les douleurs étaient intolérables. On constatait rapidement l'effet produit. En présence d'une femme poussant des cris affreux, demandant à tout prix un soulagement, nous pratiquions l'injection. Cinq minutes après, la parturiente était étendue sur son lit, calme, presque souriante, absolument émerveillée. Quel que fût le moment du travail, le résultat a été excellent. Les douleurs de reins, aussi bien que celles occasionnées par la déchirure, la distension des parties molles n'étaient pas perçues par l'accouchée. Certaines éprouvaient bien quelques petites douleurs, mais c'était simplement une incitation à pousser, Toutes les interventions, même les plus douloureuses, sont possibles. Nous avons pu faire trois applications de forceps sans douleur.

Nous sommes en cela d'accord avec tous les accoucheurs qui ont essayé la méthode. M. Malartic cite dans sa thèse, huit applications de forceps, une opération césarienne. M. Denis a appliqué trois fois le forceps sans douleur.

Ce serait donc parfait si l'anesthésie durait suffisamment pour mener à bien tout un accouchement. Malheureusement ce n'est pas le cas. La durée moyenne de nos anesthésies a été d'une heure et quarante minutes. Dans la demi-heure qui suit, les douleurs reparaissent de plus en plus fortes et on peut dire que trois heures après l'injection, celle-ci n'a plus aucun effet. Si l'accouchement n'est pas terminé, ce qui est le cas le plus fréquent, les douleurs reparaissent et c'est à recommencer.

Est-on autorisé à le faire? Dans deux cas nous avons pratiqué deux injections successives, la première de 2 centigrammes, la seconde de 1 centigramme, et nous n'avons observé aucun accident. En serait-il toujours de même? C'est là une question à étudier. Mais les dangers à courir nous paraissent plus grands que les résultats à attendre. Les injections répétées ne nous ont guère réussi. L'injection est plus facile, n'est pas suivie d'inconvénient ; en revanche, l'anesthésie obtenue est très courte, à peine appréciable.

L'injection de cocaïne ne peut donc prétendre pour le moment à rendre l'accouchement en entier sans douleur. Elle procure une trève à la parturiente fatiguée. C'est là le seul avantage. Tout au plus pourrait-on activer l'accouchement par des manœuvres, en profitant de l'anesthésie obtenue, mais nous ne croyons pas qu'on soit autorisé à transformer un acte après tout physiologique en un acte chirurgical toujours accompagné de dangers.

Cette accélération dans le travail que nous désirons obtenir, MM. Doléris et Malartic nous affirment l'avoir

constatée dans tous les cas où ils ont appliqué la méthode, en vertu d'une propriété inhérente à la cocaïne.

Action sur le travail. — L'injection rachidienne
de cocaïne, nous dit Malartic dans sa thèse, augmente
l'intensité des contractions, leur durée et leur fréquence,
elle possède un pouvoir d'excitateur de la contractilité
utérine. La main placée sur l'abdomen le constate
d'une façon indubitable et si une autre preuve était
nécessaire, on la trouverait aisément dans la rapidité
du travail, en particulier dans la rapidité de la dilatation de l'orifice utérin. Nous pouvons affirmer que
toutes les fois que les contractions deviennent brèves et
espacées, il suffit de 1 centigramme de cocaïne pour
voir l'utérus reprendre une nouvelle vigueur. Ce pouvoir excitateur se manifeste non seulement quand les
contractions sont rares, mais aussi quand, dans le cours
du travail, les contractions utérines ont complètement
disparu. »

L'injection cocaïnique serait même susceptible de
provoquer la contractilité utérine avant tout début
de travail. Deux fois en ces conditions M. Doléris y a
eu recours et ce avec un excellent résultat : une première fois pour déterminer l'expulsion d'un fœtus
mort retenu dans l'utérus ; une seconde fois chez
une multipare tuberculeuse arrivée à la dernière
extrémité.

Aussi M. Doléris n'hésite-t-il pas à inscrire les injections sous-arachnoïdiennes de cocaïne parmi les mé-
thodes d'accouchement provoqué à côté de la sonde et
des divers ballons introduits dans l'utérus pour en

amener les contractions. Il s'ensuit que l'injection rachidienne de cocaïne est contre-indiquée pour les opérations chirurgicales chez les femmes enceintes. — La constatation de ce pouvoir utéro-moteur de la cocaïne nous a paru être le point capital de notre étude. Tout d'abord il nous fallait tenir compte des erreurs toujours fréquentes dans l'évaluation de la durée du travail. A quel accoucheur n'est-il pas arrivé d'avoir vu se terminer contre son attente un accouchement dont il avait jugé la fin assez lointaine, soit qu'alors, les contractions fussent devenues plus énergiques, soit que la rotation jusque-là incomplète se fût effectuée.

Nous pouvions donc souvent attribuer à la cocaïne une accélération dans le travail qui lui serait absolument étrangère et par conséquent pour pouvoir affirmer le pouvoir ocytocique de la cocaïne, nous demandions à le constater d'une façon incontestable dans tous les cas. A ce sujet, parcourons nos observations.

Observation I

Primipare, âgé de dix-huit ans sans rétrécissement ni dystocie fœtale. Présentation du sommet en gauche antérieure. En douleurs le 10 juillet à 2 heures du matin. Dilatation un franc à 8 heures du matin. Dilatation 5 francs à midi.

Dilatation complète à 2 heures de l'après-midi. Injection de 2 centigrammes de cocaïne.

Accouche d'un enfant du poids de 2 kg. 600 à 4 h. 10.

Durée du travail, 14 h. 10.| Dilatation, 12 heures.
Expulsion, 2 h. 10.

OBSERVATION II

Primipare, vingt-trois ans. Sans rétrécissement ni dystocie fœtale.

Présentation du sommet en droite postérieure.

En douleurs le 26 juillet, à 9 heures du matin. Dilatation, 50 centimes à 2 heures de l'après-midi.

5 francs à 8 heures du soir. Injection de 2 centigrammes de cocaïne à 8 h. 10. Dilatation paume de main à 8 h. 45. Dilatation complète à minuit.

Accouchement douloureux à 3 h. 15 d'un enfant du sexe féminin de 3 kilogrammes.

Travail, 18 heures.| Dilatation, quinze heures.
Expulsion, trois heures quinze.

OBSERVATION III

Primipare dix-huit ans. Bassin normal.
Présentation du sommet en droite postérieure.

En douleurs à 4 heures du matin. — Midi dilatation 2 francs. —5 heures paume de main. — 8 h. 15 dilatation complète. — Injection de 2 centigrammes de cocaïne à 8 h. 35. — Accouche à 11 h. 40 d'un enfant du sexe féminin de 2 kg. 300.

Travail 20 heures. . . . { Dilatation 17 heures.
{ Expulsion 3 h. 05.

OBSERVATION IV

Primipare, quarante-deux ans. Léger rétrécissement.

En douleurs depuis deux jours à son arrivée à l'hôpital.

Présentation du sommet en gauche postérieure. Tête non engagée. Dilatation, grande paume de main à 11 heures du matin.

Première injection de 2 centigrammes de cocaïne à 11 h. 15.

Dilatation complète à 1 heure. Deuxième injection de 1 centigramme de cocaïne à 1 h. 45. Essais infructueux d'applications de forceps au détroit supérieur. L'analgésie obtenue est incomplète et ne permet pas les manœuvres. M. le professeur Goinard applique les forceps à 3 heures sous l'anesthésie chloroformique. Poids de l'enfant, 2 kg. 850.

Travail : plus de 24 heures. Expulsion 5 heures 25.

Observation V

Primipare dix-neuf ans. Sans rétrécissement ni dystocie. Présentation du sommet en droite postérieure.

Le matin quelques douleurs. A 10 h. 30 dilatation comme une pièce de 2 francs. A 8 heures du soir 5 francs à 9 heures paume de main. Injection de 2 centigrammes de cocaïne à 9 h. 5. Dilatation complète à 10 h. 30. Deuxième injection de 1 centigramme à 10 h. 45. Accouche à minuit vingt-cinq d'un enfant du sexe masculin de 2 kg 600 .

Travail 14 heures au moins
$\left\{\begin{array}{l}\text{Dilatation 12 heures au moins.}\\\text{Expulsion 2 heures}\end{array}\right.$

Observation VI

Primipare vingt-quatre ans, pas de dystocie, pas de rétrécissement. Présentation du sommet en droite postérieure.

Dans la nuit du 11 au 12 août quelques douleurs. Le 12 août à 10 h. 30 du matin, dilatation 5 francs. A 6 heures du soir, dilatation complète. A 6 h. 9, injection de 2 centigrammes de cocaïne. Accouche à 8 h. 9 d'un enfant du sexe féminin de 2 kg. 900.

Travail 12 heures au moins
$\left\{\begin{array}{l}\text{Dilatation 10 heures}\\\text{Expulsion 2 heures}\end{array}\right.$

Observation VII

Primipare, vingt-trois ans. Pas de dystocie, pas de rétrécissement. Présentation du sommet en gauche antérieure.

Le 5 septembre quelques douleurs dans la nuit. A 5 heures du matin, dilatation petite paume de main. A 10 heures du matin, dilatation complète. Injection de 2 centigrammes de cocaïne à 10 h. 15. A 1 heure nous terminions l'accouchement par une application de forceps sans anesthésie.

Travail au moins 12 heures { Dilatation 10 h. 30. / Expulsion 3 heures

L'application de forceps a été nécessitée par un arrêt du travail.

Observation VIII

Primipare vingt et un ans. Pas de dystocie, pas de rétrécissement. Présentation du sommet en gauche antérieure.

Dans la nuit du 9 au 10 septembre, douleurs. A minuit pièce de 2 francs. A 8 heures grande paume de main. A 10 h. 30 dilatation complète. Injection de 2 centigrammes de cocaïne à 10 h. 30. A 1 h. 35 le travail a complètement cessé, la rotation ne s'est pas effectuée. Application de forceps et extraction d'un enfant du sexe féminin de 2 kg. 600.

Travail 13 heures 30 { Dilatation 10 heures 30 / Expulsion 3 heures

Observation IX

Multipare (4ᵉ grossesse) trente et un ans. Sommet gauche antérieure.

Le 10 juillet à 10 heures du soir entre en douleurs. Dilatation 5 francs à 3 h. 15 du matin. A 4 h. 15 paume de main. Injection de 2 centigrammes de cocaïne. A 4 h. 35 dilatation complète. A 5 heures expulsion d'un enfant du sexe masculin de 3 kilogrammes.

Travail sept heures { Dilatation 6 heures 35
{ Expulsion 25 minutes

Observation X

Multipare trente-six ans (5ᵉ grossesse). Sommet en droite postérieure. Le 9 août à 10 heures du soir pas de dilatation, fortes douleurs. Injection de 2 centigrammes de cocaïne à 10 h. 50. A 11 h. 25, dilatation) 5 francs. A 11 h. 35, complète. 11 h. 45, expulsion d'un enfant du sexe masculin : 3 kgr. 100

Travail 2 heures 45 { Dilatation 2 heures 35
{ Expulsion 10 minutes.

Observation XI

Multipare vingt et un ans (2ᵉ grossesse). Sommet en gauche postérieure. Le 6 août à 9 heures du matin dilatation 5 francs. Onze heures, paume de main. Injection de 2 centigrammes de cocaïne à 11 h. 40. Dilatation

complète à 1 heure. Accouche à 2 h. 10 enfant du
sexe féminin de 3 kg. 5oo.

Travail plus de 5 heures { Dilatation 4 heures
{ Expulsion 1 h. 10

Observation XII

Secondipare trente et un ans. Sommet en droite postérieure. Le 29 août à 8 heures du soir, dilatation
2 francs. A 10h. 1/2, 5 francs. A 4 heures du matin,
paume de main. A 5 h. 45, dilatation presque complète. Injection de 2 centigrammes de cocaïne à 6 heures.
Expulsion d'un enfant du sexe féminin de 3 kg. 100 à
7 h. 52.

Travail 12 heures au moins { Dilatation 10 h. 38.
{ Expulsion 1 h. 22

La durée totale du travail a été donc pour nos primipares en moyenne un peu plus de quinze heures et
pour nos multipares près de sept heures. Les périodes
d'effacement et de dilatation du col en ont occupé la
plus grande partie, près de douze heures, la période
d'expulsion un peu plus de trois heures. Que disent les
classiques? « D'une manière générale la durée totale
du travail, dit Ribemont-Dessaigne, est en moyenne de
douze à quatorze heures chez les primipares, tandis
qu'elle est de six à huit heures chez les multipares. La
majeure partie de ce temps est employée à l'effacement
du col et à la dilatation de l'orifice utérin, la période d'expulsion ne demandant guère plus de deux heures chez les

primipares, de dix à quinze minutes chez les multipares ».
Nos accouchées se placent tout au plus dans la moyenne.
Elles sont même en retard, la période d'expulsion a
toujours été très longue, nécessitant trois applications
de forceps, ce qui est beaucoup pour douze accouchées.

Nous avons été étonnés des résultats qui ne concor-
daient pas du tout avec ceux de MM. Doléris et Malartic. Nous avons voulu connaître l'opinion de la plupart des accoucheurs qui ont employé les injections
intra-rachidiennes de cocaïne.

Kreiss, promoteur de la méthode avec Doléris,
rapporte six cas, trois fois il fallut appliquer le forceps
pour terminer l'accouchement. M. le professeur Puech
dans son article de la *Gazette des Hôpitaux*, relève les
détails de quelques-unes de ces observations.

« Dans l'observation III, la femme, en pleine action
de la cocaïne, accuse de la faiblesse générale, un man-
que de force et ne peut aider aux contractions dont la
force et la durée sont diminuées ; quand on eut recours
au forceps, quatre heures plus tard, elle était épuisée
et les contractions complètement affaiblies.

Dans l'observation IV ce fut l'état de l'enfant en
danger d'asphyxie qui nécessita l'emploi de l'instru-
ment, mais les contractions énergiques et douloureuses
avant l'injection, avaient au moment de l'intervention,
soit une demi-heure après l'injection, perdu un peu de
leur énergie.

Dans l'observation V enfin, il y eut dix minutes
après l'expulsion spontanée de l'enfant, une hémorragie
assez abondante qui obligea à hâter la délivrance. »

Marx publie deux séries d'accouchements à la

cocaïne, l'une compte 21 cas, l'autre 19. Sur ce total de 40 observations, nous comptons 16 applications de forceps.

Porak, dans un cas d'accouchement normal donnant lieu à des douleurs extrêmement violentes, constate que si les douleurs ont été supprimées pendant quelque temps « les contractions n'ont pas paru augmenter d'intensité, le travail n'a pas été accéléré et l'accouchement ne s'est terminé que cinq heures après l'injection ».

Chez les trois femmes dont MM. de Rouville et Puech ont communiqué les observations à la Société obstétricale de France, il a fallu finalement s'adresser au forceps. Or, dans deux de ces cas, la faiblesse des contractions utérines était seule la cause de la non-terminaison spontanée de l'accouchement. Hawley et Taussig publient quatorze observations, cinq fois on dut appliquer le forceps. D'après ces derniers auteurs, la cocaïne détermine une augmentation du nombre des contractions utérines qui, par contre, deviennent plus courtes et plus faibles.

Commentant les statistiques de Kreiss et de Marx, Hugo Ehrenfest, frappé de la fréquence des interventions, en arrive à se demander si l'injection intra-rachidienne de cocaïne n'entrave pas le travail, si elle n'enlève pas au muscle utérin une partie de son énergie, si elle ne prive pas l'utérus du concours précieux à la fin de l'accouchement de la contraction des parois abdominales.

Nous n'irons pas si loin et nous nous nous rallierons à la conclusion ainsi formulée par M. le professeur Puech.

« Sans nier l'action ocytocique de la cocaïne injectée sous l'arachnoïde lombaire, il nous semble bien que cette action est loin d'être aussi nette et aussi constante que certains veulent bien le dire. Que la cocaïne possède la propriété d'augmenter l'intensité des contractions utérines, que son pouvoir utéro-moteur se manifeste souvent, soit. Mais de là à toujours compter sur une diminution dans la durée du travail, de là à affirmer que toutes les fois qu'elle sera employée, l'injection cocaïnique rendra à l'utérus affaibli une vigueur remarquable, il y a loin encore. »

En vertu de ce même pouvoir ocytocique, Doléris et Malartic rejettent la cocaïne chez les femmes enceintes appelées à subir une opération chirurgicale. Doit-on accepter la condamnation sans appel ? Nous ne le pensons pas.

Nous avons dans nos observations une opérée de M. le Dr Vincent, atteinte d'un kyste du rein droit. L'opération a été faite à la cocaïne vers la fin janvier 1901. Notre parturiente était alors enceinte de près de trois mois, elle a mené sa grossesse à terme jusqu'au 9 août et accouché d'un garçon de 3 k. 100 g.

Nous devons également à l'obligeance de notre collègue et ami Lemaire, interne à l'hôpital de Mustapha, l'observation d'une femme opérée à la cocaïne par M. le Dr Sabadini le 20 septembre 1901. Cette femme était atteinte d'une typhlite, et était enceinte de quatre mois. La grossesse a continué à évoluer après l'opération.

Enfin, tout dernièrement, M. le professeur Bruch a bien voulu, sur notre demande, faire une astragalecto-

mie à la cocaïne lombaire chez une femme enceinte de
plus de cinq mois. Nous n'avons constaté rien d'anormal les jours suivants.

Nous nous garderons bien de conclure avec trois
observations, mais nous apportons ces faits qui deman-
dent à être approfondis.

Action sur la délivrance. — La délivrance ne
paraît pas être contrariée par la cocaïne, au contraire
elle a été très rapide. Elle s'est presque toujours effectuée un quart d'heure après l'expulsion de l'enfant.
Une seule fois elle a été suivie d'une hémorragie assez
abondante, vite arrêtée par la malaxation de l'utérus et
les injections chaudes.

Action sur le fœtus. — La cocaïnisation médullaire n'a pas d'action sensible sur le fœtus. Les bruits
du cœur fœtal comptés avant et après l'injection ne
sont pas modifiés ni dans leur rythme ni dans leur fréquence, ni dans leur intensité. Nous avons toujours eu
des enfants vivants bien portants pendant les jours qui
ont suivi l'accouchement.

La sécrétion lactée s'établissait régulièrement, plusieurs de nos injectées sont nourrices, les enfants que
nous avons suivis se portent bien. Nous avons pris soin
de les peser à chaque visite et avons pu remarquer
que leur développement était régulier.

Action sur les suites de couches. — Toutes les
femmes injectées à la cocaïne étaient placées dans la
salle commune à côté des autres femmes non injectées.

Nous n'avons remarqué rien de particulier. La régression de l'utérus s'opérait vite et bien, et si nos accouchées se signalaient à notre attention, c'était par les inconvénients inhérents à la cocaïne dont nous allons maintenant parler.

Parallèle entre le chloroforme et la cocaïne.— La cocaïne privée de ses pouvoirs accélérateur et provocateur du travail, reste un simple anagésique. A ce titre, peut-elle se ranger auprès du chloroforme, resté l'anesthésique de choix pour la plupart des accoucheurs?

Peut-elle lui disputer la première place?

Tout d'abord dans les accouchements normaux particulièrement longs et douloureux, les injections sous-arachnoïdiennes de cocaïne ne nous semblent pas devoir jamais occuper une place bien importante. La durée de l'analgésie est trop courte pour mener à bien tout un accouchement. On ne peut pas compter sur les injections répétées pour augmenter la durée de l'analgésie, on ne peut pas non plus compter sur le pouvoir ocytocique pour accélérer l'accouchement de façon à le terminer avant la réapparition des douleurs. Tout au plus l'injection de cocaïne pourrait, pour un moment donné, modérer des sensations trop douloureuses.

Le chloroforme donné à dose analgésique, suivant les indications de M. le professeur Budin, nous paraît bien préférable. Il permet de soulager les parturientes pendant toute la durée du travail, depuis les douleurs toujours très fortes de la dilatation jusqu'à l'expulsion de l'enfant. Son action est efficace et absolument sans danger. La sensibilité à la douleur seule disparaît, alors que les autres modes de sensibilité, l'intelligence, l'ouïe et la motilité demeurent intacts. L'observation suivante de M. le professeur Budin nous semble bien probante à cet égard :

« Une dame primipare, que je devais assister, nous dit M. Budin, m'avait prié de lui donner du chloroforme au moment de son accouchement. Elle souffrait peu au début du travail, mais avant que la dilatation fût complète, elle eut des douleurs extrêmement vives, se mit à gémir, puis à crier et à s'agiter en tous sens sur son lit ; je lui fis respirer du chloroforme et au bout de quelques minutes, elle était devenue absolument calme et silencieuse. Son mari et sa mère qui étaient près d'elle, frappés de cette transformation dans son état, lui demandèrent si elle souffrait ; elle les regarda en souriant et fit de la tête un signe de dénégation. Je continuai l'administration du chloroforme, me contentant d'en verser quelques gouttes sur un mouchoir au début de chaque contraction utérine : La dilatation se compléta, la tête descendit sur le plancher périnéal, l'expulsion du fœtus, aidée par les contractions volontaires de la parturiente, eut lieu sans que le silence qui régnait dans la chambre fût un seul instant troublé. Le cordon fut lié, puis sectionné, et l'enfant confié à une garde venait d'être emporté, lorsque l'accouchée, poussant un profond soupir, s'écria : « Dieu, que c'est bon le chloroforme ! » Elle prononça ces mots avec une telle conviction que sa mère et son mari ne purent retenir un éclat de rire.

Dans les cas de ce genre, continue M. Budin, voici
ce qui se passe : après que la parturiente a respiré
quelques bouffées de chloroforme, ce sont d'abord les
douleurs péri-utérines qui disparaissent, les douleurs
qui s'irradient tout autour de la matrice, jusque vers
les lombes et les cuisses, et les femmes éprouvent un
soulagement notable, puis ce sont les douleurs utérines
elles-mêmes qui s'évanouissent. La parturiente a la
sensation de quelque chose qui serre, et la main mise
sur le ventre constate que cette sensation coïncide avec
une contraction de l'utérus.

Les autres modes de sensibilité, l'intelligence et la
motilité sont conservées, la parturiente peut même faire
des efforts, mais il y a abolition de la sensibilité à la
douleur.

Pourtant il est des parturientes chez lesquelles il
faut aller beaucoup plus loin dans l'administration du
chloroforme, non seulement la sensibilité à la douleur,
mais encore les autres modes de sensibilité sont atteints.
On se rapproche alors de l'anesthésie complète. Cela
surtout pour les interventions obstétricales, forceps,
version, basiotripsie. »

Le chloroforme pourrait-il alors déterminer des accidents ? Personnellement, M. Budin n'en a jamais vu.
C'est là d'ailleurs chose bien admise aujourd'hui que
les parturientes présentent à l'endroit de cet agent
anesthésique une tolérance remarquable. Qu'on l'attri-
bue avec Campbell à ce que l'action anémiante du chloroforme sur le cerveau est à chaque instant combattue
par la congestion provoquée par les efforts utérins auxquels viennent se joindre à la fin ceux des muscles de

l'abdomen ; qu'on l'explique par ce fait que le chloroforme est ici administré à des sujets jeunes et d'ordi-
naire exempts de grosses tares, la syncope chloroformique semble être inconnue chez la femme en travail.
« Chaque fois, dit M. Budin, que je dois donner du
chloroforme pour une opération chirurgicale, j'éprouve
involontairement un certain sentiment d'inquiétude,
tandis que je ne suis jamais anxieux quand il s'agit
d'en faire respirer aux femmes en travail. »

On a accusé le chloroforme administré pendant
l'accouchement de déterminer de l'inertie utérine et,
partant, de favoriser la production des hémorragies de
la délivrance, que préviendrait au contraire la cocaïne
en raison de ses propriétés ocytociques. Ce serait là un
argument précieux en faveur de l'anesthésie cocaïnique,
si la légitimité de ces craintes était bien établie. Simp-
son, Schrœder, Lucas Championnière ont montré que
les hémorragies ne sont pas plus fréquentes avec le
chloroforme que lorsqu'on ne l'emploie pas. Budin a
donné à des parturientes le chloroforme pendant six à
huit heures sans avoir à noter la moindre hémorragie.

Le gros danger de la syncope chloroformique étant
écarté, la tendance aux hémorragies pas du tout
prouvée, il n'est donc point surprenant que les accoucheurs soient moins sollicités que les chirurgiens à
s'adresser aux injections sous-arachnoïdiennes de cocaïne pour obtenir l'anesthésie nécessitée pour une
intervention obstétricale.

Surtout devant les nombreux reproches adressés à
la nouvelle méthode, quelques uns assez justifiés. Nous
pouvons les rappeler, car nous avons pu constater leur

exactitude dans nos observations et à l'hôpital de Mustapha où les injections de cocaïne sont couramment employées dans les services de chirurgie.

Immédiatement après la piqûre, nous avons observé des vomissements, fourmillements, sensation de chaleur par tout le corps, sueurs.

Les vomissements fatiguent la parturiente, mais ils sont ordinairement passagers et peu fréquents, à peine la moitié des cas. Une seule fois nous avons eu de l'angoisse précordiale, une gène dans la respiration, mais tout s'est bien vite passé.

Quelques heures après la piqûre, on remarque plusieurs fois une élévation de température, dépassant rarement 38 degrés. Cette ascension thermique a lieu sans frisson, sans douleur. Elle est bien distincte de la fièvre chez les accouchées. C'est tout de même inquiétant.

Elle s'accompagne le plus souvent d'une céphalalgie frontale intense. C'est le phénomène le plus fréquemment observé et aussi le plus douloureux. Nous avons pu le noter neuf fois sur treize. Dans deux cas il a eu une intensité remarquable, arrachant des cris de douleur aux malades et durant huit jours et plus. Il y avait en même temps un peu de douleur de la nuque mais pas de raideur, pas de signe de Kernig, en un mot pas de méningite. Nous avons pourtant une fois rencontré un signe assez fréquent dans la méningite cérébro-spinale, l'herpès labial, s'accompagnant de céphalalgie et de fièvre, mais toujours sans raideur de la nuque ni Kernig.

Avouons toutefois que la méningite n'est pas loin et guette la malade, ainsi que l'ont prouvé MM. Ravaut et Aubourg, en faisant l'examen histologique du liquide céphalo-rachidien après la rachicocaïnisation.

Ces auteurs ont presque toujours trouvé un liquide trouble, présentant une réaction polynucléaire plus ou moins intense, mais ils n'ont jamais pu déceler ni par les cultures ni par les examens sur plaques l'existence d'éléments microbiens. Nous serions donc en présence d'une réaction des méninges, d'une sorte de méningite sans microbe, dont la cocaïne serait seule la cause et qui se traduirait suivant son intensité, tantôt par de la fièvre, tantôt par de la céphalalgie et de l'herpès, symptômes appartenant également à la méningite microbienne.

M. Goinard dit n'avoir pas observé tous ces accidents en dissolvant la cocaïne dans le liquide céphalo-rachidien, qui s'écoule après la ponction. Sa technique complique la méthode et n'est pas suivie à Alger

La céphalalgie est assez fréquente dans les services de chirurgie, elle est quelquefois remarquable. Nous pouvons citer un cas où la céphalalgie persistait trois mois après l'injection.

On considére ces accidents comme de médiocre importance ; nous ne sommes pas de cet avis et les accouchées, principales intéressées, non plus. Nous en avons entendu plusieurs regretter avoir été piquées, préférant les douleurs atroces mais courtes de l'accouchement à cette céphalalgie qui ne les quittait pas des jours entiers. Beaucoup même, instruites par l'expérience des précédentes, et n'osant pas nous refuser franchement l'anesthésie cocaïnique, retenaient leurs plaintes, sachant que nous proposions l'injection à

celles dont les souffrances paraissaient intolérables.
Leur résistance eût été encore plus grande si elles
avaient connu les autres inconvénients, certains disent
les dangers, auxquels expose la méthode.

Tout d'abord la moindre faute d'asepsie au cours de
l'opération peut avoir pour conséquence une infection
des méninges avec ses redoutables complications. A
vrai dire, il s'agit là d'un accident imputable à l'opéra-
teur et dont l'injection de cocaïne ne doit pas être ren-
due directement responsable. Sans donc l'inscrire au
passif de cette dernière, retenons le toutefois pour
nous convaincre de la nécessité des précautions minu-
tieuses qui doivent présider à l'introduction de la cocaïne
dans le canal médullaire.

Mais en dehors de l'infection des méninges rachidiennes, dont une technique impeccable peut mettre
à l'abri, l'injection lombaire de cocaïne menacerait la
vie des opérés. Examinant la valeur de ce mode d'anesthésie, M. Reclus dans son rapport à l'Académie de
médecine déclare avoir relevé sur moins de 2000 injections de cocaïne plus de six à huit cas de mort alors
que les statistiques classiques donnent 1 mort sur 2300
chloroformisations et 1 mort sur 7000 éthérisations.
M. Tuffier s'est, il est vrai, énergiquement élevé contre
ces conclusions si défavorables à la cocaïnisation.
Notamment en ce qui concerne les observations rap-
portées par M. Reclus, pour montrer que les injections
sous arachnoïdiennes de cocaïne étaient loin d'être
inoffensives. M. Tuffier s'est attaché à démontrer que
les accidents mortels ne devaient point dans ce cas être
rapportés à l'anesthésie rachidienne. Pour lui on ne

pouvait encore citer un seul cas qui lui soit réellement imputable, quand la technique est impeccable.

Le procès a été longuement discuté devant la Société de chirurgie durant l'année 1901. Beaucoup de chirurgiens, Nélaton, Ricard, Kirmisson, Broca ont fait des réserves, mais personne n'a condamné la méthode ; certains même, Lejars, Chaput, Legueu ont avoué préférer la cocaïne au chloroforme dans tous les cas où elle peut être employée. Pourtant la publication de deux cas de mort par M. Legueu en novembre 1901 a diminué l'enthousiasme des partisans de la rachicocaïnisation. M. Legueu reste convaincu de la valeur de la méthode, mais il croit devoir rappeler les chirurgiens à la plus grande prudence dans le choix des malades et dans l'administration des doses, les indications et les contre-indications de la méthode n'étant pas encore connues.

Nous laisserons les chirurgiens élucider toutes ces questions. Ils sont à la recherche d'un anesthésique qui les débarrasse du cauchemar de la syncope mortelle à laquelle expose le chloroforme en chirurgie. Quand ils nous avoueront que la rachicocaïnisation ne possède aucun inconvénient, alors seulement nous pourrons l'utiliser dans les interventions obstétricales, sans toutefois lui donner la préférence. Car M le professeur Budin et la plupart des accoucheurs nous ont parfaitement démontré l'innocuité du chloroforme en obstétrique même donné à dose chirurgicale.

OBSERVATIONS DÉTAILLÉES

I

La nommée V... Thérèse, primipare, entre à la maternité le 12 juin.

Antécédents héréditaires : père âgé de cinquante-deux ans rhumatisant, mère cinquante ans.

Antécédents personnels : Variole à huit ans. A marché de bonne heure.

Réglée à treize ans et demi. Bien réglée. Bonne santé habituelle.

Les organes ne présentent rien d'anormal.

Dernières règles le 25 septembre, grossesse bonne. A son entrée, présentation du sommet et position gauche antérieure. La position et la présentation ne changent pas les jours suivants. Le promontoire est inaccessible.

10 juillet. — Douleurs à 2 heures du matin. A 8 heures la dilatation, 1 franc. A 12 h. 5 francs. A 2 heures complète. Les douleurs sont subintrantes et très fortes : Injection de 2 centigrammes de cocaïne poussée en une minute. Immédiatement les douleurs cessent et le travail semble s'arrêter. La parturiente ressent des fourmillements dans les jambes, les membres supérieurs, elle

sent des vapeurs dans tout le corps. Vomissements. Tout
se calme rapidement. A 3 h. 30 la tête est à la vulve. Quelques douleurs qui incitent la femme à pousser. Nous diri-
geons les efforts, la tête se dégage, les épaules suivent, la
femme n'a pas poussé un cri de douleur. 4 h. 10. Expulsion spontanée du placenta 4 h. 15. Pas d'hémorragie.
Température après l'accouchement 37°8. A 7 heures
du soir 38°2. Céphalalgie violente. Nuit agitée et
mauvaise.

11 juillet. — A 7 heures du matin température 38°4.
Céphalalgie. Nuit assez bonne. Le 12 juillet 37°2 toute
la journée. Céphalalgie légère. Les jours suivants
l'accouchée se trouve bien. Elle sort du service le
24 juillet.

Poids de l'enfant le 10 juillet 1901, 2 kg. 600, le
24 juillet 2 kg. 800. Nous avons revu la mère et l'enfant
le 15 octobre. Tous deux se portent bien.

Observation II.

J..., Félicie, vingt-trois ans, admise à la maternité le
1er juillet 1901, père et mère décédés. Bonne santé habituelle. Réglée à douze ans.

Bien réglée. Dernières règles le 10 octobre. Bonne
grossesse.

Bassin normal. Présentation du sommet en droite
postérieure. En douleurs le 26 juillet à 9 heures du
matin. A 2 heures de l'après-midi, dilatation 50 centimes. 8 heures 5 francs. Les douleurs sont très fortes
subintrantes. Injection de 2 centigrammes de cocaïne,

à 8 h. 10, poussée en deux minutes. Bain de vapeur, vomissements. 8 h. 45 paume de main. Minuit, dilatation complète. Les contractions se sont succédé sans douleur jusqu'à 10 heures. A ce moment les douleurs sont à peine perceptibles, mais elles augmentent, deviennent de plus en plus fortes et à 11 heures la parturiente souffre comme auparavant demandant qu'on la soulage de nouveau. A 3 h. 15 accouchement douloureux d'un enfant du sexe féminin.

Expulsion spontanée du placenta 3 h. 30. Pas d'hémorragie. T. $= 37°6$ après l'accouchement. L'accouchée ne ressent aucun malaise. Toute la journée du 27 juillet un peu de faiblesse, mais pas de température, $37°2$, pas de vomissements, pas de maux de tête. Le 29 et le 30, légère céphalalgie.

5 août. — L'utérus est complètement revenu. Le 7 août l'accouchée quitte le service.

Poids de l'enfant 3 kilogrammes, le 27 juillet, 3 kg. 100 le 7 août. La sécrétion lactée s'était effectuée le deuxième jour.

OBSERVATION III

C..., Marie, dix-huit ans primipare, entre salle Dubois le 24 juin. Mère morte d'un cancer du sein, père bien portant.

Réglée à quinze ans, bien réglée. Bonne santé habituelle. Dernières règles le 3 octobre. Grossesse normale, promontoire inaccessible. Présentation du sommet en droite postérieure le 26 juillet, jour où elle commence à souffrir, à 4 heures du matin,

Midi, dilatation 2 francs, 5 heures paume de main,
8 h. 15 dilatation complète. La parturiente souffre beaucoup et demande à grands cris un soulagement. Injection de 2 centigrammes de cocaïne à 8 h. 35 poussée
en plus de deux minutes. Immédiatement après, sensa
tion de chaleur générale,

Vomissements légers. 8 h. 50 calme complet. A
11 heures du soir les douleurs apparaissent de nouveau
de plus en plus fortes. Accouchement douloureux à
11 h 40.

Expulsion spontanée du placenta à minuit. Pas d'hémorragie. Température après l'accouchement 36° 8.
Rien d'anormal. Le 27 juillet, 37° 6 à 7 heures du matin, 37° 2 le soir. Les jours suivants tout va bien ; la
parturiente sort le 14 août pour se placer nourrice dans
l'intérieur.

OBSERVATION IV

Galet, primipare, quarante-deux ans. — En douleurs
depuis deux jours, envoyée par un médecin de la ville
le 13 août ; présentation du sommet en gauche postérieure non engagée ; dilatation paume de main à
8 h. 30 du matin ; bruits du cœur fœtal réguliers :
11 heures, le travail a quelque peu avancé, la parturiente souffre depuis longtemps, elle est entrée
à l'hôpital pour être soulagée et demande à être piquée.
Injection de 2 centigrammes de cocaïne à 11 h. 15
poussée en plus de deux minutes. Analgésie complète
à 11 h. 20. A 1 heure de l'après-midi les douleurs
se font de nouveau sentir, la dilatation est complète,

la tête est toujours au détroit supérieur. Le promontoire est légèrement accessible, petit retrécissement. L'enfant souffre, les bruits du cœur sont irréguliers, du méconium s'écoule par la vulve. A 1 h. 45, deuxième injection de cocaïne de 1 centigramme. Application de forceps. L'analgésie obtenue est incomplète, la parturiente souffre, nous ne réussissons pas l'application. M. le professeur Goinard appelé, fait donner le chloroforme et extrait le fœtus à 3 h. 25. L'enfant est en état de mort apparente ; tête allongée, bosse séro-sanguine énorme. L'enfant est ranimé par des manœuvres, respiration artificielle, manœuvre de Schultz. L'utérus est dur sous la main qui le palpe. Une partie du placenta se trouve dans le vagin, l'autre partie n'est pas décollée et l'utérus se referme. Délivrance artificielle à 4 h. 15. Poids de l'enfant : 2 kg. 850 grammes.

Température après l'accouchement : 38° 2.

Le 14 août, nuit bonne, 36° 6 ; le soir, 37° 4. Le 15, 36° 8, à 6 heures du matin. A 9 heures, léger frisson, 38° 5 à 10 h. 30 du matin, 38° à 2 heures, 39° 6 à 6 heures du soir. Lavage intra-utérin, benzo-naphtol.

Le 16 août, 37° 4 pendant toute la journée. Les jours suivants, aucun phénomène désagréable. La sécrétion lactée a tardé à s'effectuer. Elle est peu abondante. Sort le 25 août.

Poids de l'enfant : 2 kg. 800

OBSERVATION V

D. Octavie, admise salle Dubois le 18 août, primipare. Bonne santé habituelle. Réglée à quatorze ans.

Bien réglée. Dernières règles le 20 novembre. Bonne grossesse. Présentation du sommet en droite postérieure, promontoire inaccessible. Le 20 août, douleurs le matin. A 10 h. 30, dilatation 2 francs. A 8 heures du soir, 5 francs ; 9 heures paume de main. Les douleurs sont très fortes et subintrantes. Pouls de la mère 80. Cœur fœtal 126. Injection de 2 centigrammes de cocaïne en deux minutes et demie à 9 h. 5. Immédiatement les douleurs cessent. Pouls 100. Cœur fœtal 130, régulier. Sensation de chaleur, pas de vomissements. A 10 h. 20, première contraction légèrement douloureuse. A 10 h. 30, dilatation presque complète, à 10 h. 35, les douleurs sont aussi fortes qu'avant l'injection, siégeant dans le bassin et le périnée. A 10 h. 45, nous pratiquons une seconde injection de 1 centigramme. L'injection est faite au bon endroit, il y a sortie du liquide céphalo-rachidien. Les douleurs cessent immédiatement après, la parturiente a des frissons et est agitée d'un tremblement assez violent. Tout se calme, mais les douleurs reprennent. La parturiente qui comptait être calmée est déçue et pousse de véritables hurlements. Accouchement à minuit vingt-cinq d'un enfant du sexe masculin. Expulsion du placenta à minuit trente. Poids de l'enfant : 2 kg. 600.

Le 21 août, légère fatigue 36° 8.

Les suites ont été particulièrement bonnes, aucun phénomène désagréable. La sécrétion lactée s'est effectuée le deuxième jour. Sortie du service le 30 août.

OBSERVATION VI

R. Eugénie, vingt-quatre ans, primipare, entre le 3 août. Bonne santé habituelle. Réglée à seize ans, bien réglée. Dernières règles le 16 novembre. Bonne grossesse. Présentation du sommet en droite postérieure, promontoire inaccessible.

Dans la nuit du 11 au 12 août, quelques douleurs. Le 12 août, à 10 h. 30 du matin, la dilatation est de 5 francs. Les douleurs sont de plus en plus fréquentes. A 6 heures du soir, la dilatation est complète. La parturiente crie et souffre beaucoup. Injection de 2 centigrammes de cocaïne à 6 h. 9. L'injection est poussée en plus de deux minutes. Les contractions se succèdent sans aucune douleur.

Accouchement, à 8 h. 9, d'un enfant du sexe féminin, 2 kg. 900. Expulsion spontanée du placenta à 8 h. 13.

L'accouchement a été particulièrement remarquable. Il a eu lieu sans que la parturiente ait poussé un cri. Température 38 degrés.

14 août. — Céphalalgie très violente, douleurs à la nuque. 1 gramme d'antipyrine. Le 15 août, la céphalalgie n'a pas cessé. Elle est excessivement intense. La nuit a été particulièrement douloureuse, l'accouchée n'a pas cessé de se plaindre. Nous ne constatons ni raideur de la nuque, ni signe de Kernig.

16, 17 août. — La céphalalgie diminue d'intensité. Le 19, l'utérus est revenu ; l'accouchée quitte le service le 22 août. La sécrétion lactée avait apparu deux jours après l'accouchement.

Poids de l'enfant, le 12 août, 2 kg. 900 ; le 22 août, 3 kg. 100 ; le 14 septembre, 4 kilogrammes. Nous avons revu la mère et l'enfant en janvier. Tous deux se portaient très bien.

OBSERVATION VII.

K..., Joséphine, vingt-trois ans, primipare admise à la Maternité le 1er septembre 1901. N'a jamais été malade. Réglée à quatorze ans. Bien réglée.

Dernières règles le 22 novembre. Grossesse normale. Présentation du sommet en gauche antérieure, promontoire inaccessible.

5 septembre. — Quelques douleurs dans la nuit. A 5 heures du matin, la dilatation est comme une petite paume de main. Les douleurs sont excessives, arrachent des cris à la parturiente. A 10 heures, dilatation complète.

Injection de 2 centigrammes de cocaïne à 10 h. 15, poussée en deux minutes trente secondes. Analgésie immédiatement après. Pas de vomissements. Sueurs. A midi, les douleurs reparaissent très fortes, mais la tête ne paraît pas avancer. A 1 heure, les contractions s'espacent, la femme est fatiguée, elle ne pousse plus. Les bruits du cœur fœtal sont à peine perceptibles. Nous appliquons rapidement le forceps sans anesthésie. Extraction d'un enfant du sexe masculin de 3 kilogrammes. Expulsion spontanée du placenta, cinq minutes après. Température 36°8.

Les 6 et 7 septembre, rien d'anormal. Le 8, 37°8, légère céphalalgie. Le 9, 37°2, la céphalalgie n'a pas cessé.

Sort du service le 21 septembre, souffrant encore un peu de la tête.

La sécrétion lactée s'est bien effectuée. Poids de l'enfant, 3 kilogrammes. A sa sortie, 3 kg. 150.

OBSERVATION VIII.

F. D.... vingt et un ans, primipare. Santé bonne, réglée à quatorze ans. Bien réglée. Dernières règles le 10 décembre. Bonne grossesse. Admise, salle Dubois, le 6 septembre. Présentation du sommet en gauche postérieure, promontoire inaccessible.

Dans la nuit du 9 au 10 septembre, douleurs. A minuit, dilatation 2 francs. A 8 heures, dilatation paume de main. A 10 h. 30 du matin, complète. Injection de 2 centigrammes de cocaïne à 10 h. 35, poussée très rapidement en une minute. Immédialement, fourmillement dans les jambes, vomissements, sueurs. Angoisse précordiale, respiration difficile, le pouls est à 100 pulsations. Les bruits du cœur fœtal sont réguliers, mais incomptables. A 11 h. 45, première douleur. Les douleurs deviennent de plus en plus fortes, de midi à 1 heure. Dès lors, elles s'espacent. La parturiente ne pousse plus. La tête fœtale n'avance pas, la rotation de la tête ne s'est pas encore effectuée. Les bruits du cœur fœtal sont sourds. Nous appliquons le forceps en OIGA ; extraction d'un enfant du sexe féminin à 1 h. 35.

Expulsion spontanée du placenta à 1 h. 40. Hémorragie abondante. L'utérus n'est pas perçu, injections chaudes, malaxation de l'utérus. L'hémorragie est rapidement arrêtée. Température 37°5. Céphalalgie le soir du 10 septembre. Le 11, la céphalalgie ne cesse pas. Légère douleur dans la jambe gauche. Le 12 septembre tout à cessé, 37°2.

Sort du service le 24 septembre. Poids de l'enfant 2 kg. 600.

OBSERVATION IX.

T..., Rose, est admise à la salle Dubois, le 12 juin 1901. Multipare. Réglée à quatorze ans. Bien réglée. Mariée à vingt-deux ans. Le mari est actuellement salle Laennec pour une tuberculose très avancée. A vingt-trois ans, première grossesse gémellaire. Depuis, deux autres grossesses. Tous les quatre enfants sont vivants. Pas de fausse couche.

Dernières règles le 25 septembre. Mauvaise grossesse. Dès le début, toux, crachats sanglants, fièvre. Elle entre à l'hôpital le 6 mai, salle Claude-Bernard, où elle est soignée pour une pleurésie. Evacuée le 12 juin à la Maternité. Etat général satisfaisant, toux fréquente. Aux deux sommets, respiration exagérée, craquements.

Présentation du sommet en gauche postérieure. Le 10 juillet, à 10 heures du soir, douleurs. A 3 h. 15 du matin, la dilatation est 5 francs. Les douleurs sont subintrantes et très violentes. La parturiente pousse des cris et demande qu'on la soulage. A 4 h. 15, dilatation paume de main. Injection de 2 centigrammes de cocaïne. Les douleurs se calment, la femme ne pousse plus un cri. Vomissements. Sueurs abondantes. Le travail avance rapidement. A 4 h. 35, dilatation complète. A 5 heures, expulsion d'un enfant du sexe masculin. Délivrance spontanée, 5 h. 20. Il se produit une légère hémorragie. On malaxe la paroi abdominale de l'accouchée sans lui arracher aucun cri de douleur, pourtant la sensation de chaleur est conservée.

Température, 36°2. Après l'accouchement, nous interrogeons la femme sur les douleurs ressenties. Elle est enchantée et assure n'avoir pas souffert. Elle ressent simplement une fatigue générale.

A 7 h. 30 du matin, les vomissements recommencent, accompagnés d'une céphalalgie très violente, 38°2. L'accouchée est inquiète et souffre toute la journée. Le 12 juillet, céphalalgie légère, la malade se plaint de ne pouvoir soulever la jambe droite. Elle y ressent des élancements. Nous n'y constatons rien d'anormal, pas de rougeur, la sensibilité est intacte. Les 13 et 14, la céphalalgie ne cesse pas. Le 15, 38°2 ; céphalalgie violente, spécialement localisée à la nuque et aux tempes. Pas de raideur de la nuque, pas de Kernig (antipyrine, 1 gr.). Sort du service le 27 juillet, se plaignant toujours d'un léger mal de tête.

Observation X

B..., Antoinette, trente-six ans, multipare ; quatre grossesses, un garçon et trois filles, tous bien portants. En septembre 1900, s'aperçoit qu'elle a une grosseur.

Le 27 novembre, entre salle Lisfranc. Le 24 décembre, elle est opérée de deux fibromes pelviens. Deuxième entrée à l'hôpital fin janvier, salle Lisfranc, où elle subit une deuxième opération pour un kyste hydatique du rein droit. Cette opération a été pratiquée à la cocaïne en injection lombaire, par M. le professeur Vincent. Or, la parturiente fait remonter sa grossesse en octobre ou novembre. Lors de la deuxième opération, elle était enceinte de deux mois et demi au moins. Admise salle Dubois le 10 juillet 1901. Le ventre est très gros, l'utérus remonte à quatre doigts au-dessus de l'ombilic. La cicatrice médiane de la première opération a très bien tenu. La cicatrice du côté droit a cédé et on constate une hernie de la paroi abdominale, de la grosseur d'une tête d'enfant.

Présentation du sommet en droite postérieure. Le 5 août, douleurs. Les 6, 7, 8, les douleurs persistent. Le 9, les douleurs sont atroces, siégeant dans les reins et au côté droit où se trouve la hernie abdominale. A 10 heures du soir, pas de dilatation, mais la parturiente souffre tant, que nous décidons de lui injecter 2 centigrammes de cocaïne.

Injection à 10 h. 50, très lentement. Aucune sensation désagréable. A 11 heures plus de douleurs. A 11 h. 25 dilatation 5 francs. Les contractions sont légèrement douloureuses ; 11 h. 35, dilatation complète, douleurs fortes. 11 h. 45, expulsion d'un enfant du sexe masculin ; 12 h. 5, expulsion spontanée du placenta. Température 37 degrés.

Sort du service le 9 août sans avoir présenté de symptôme désagréable.

Observation XI

B... Rosine, vingt et un ans, secundipare — première grossesse en 1899 — dernières règles le 13 septembre 1900. Présentation du sommet en gauche postérieure. Le 6 août, à 9 heures du matin, douleurs fortes, dilatation 5 francs. 11 heures, paume de main. Injection de 2 centigrammes de cocaïne, à 11 h. 40, très lentement, en trois minutes. A 11 h. 48, plus de douleurs. La femme cause et pousse de temps en temps. A 1 heure quelques petites douleurs. Dilatation complète. A 1 h. 20 douleurs de plus en plus fortes. A 1 h. 35 la tête est à la vulve ; la parturiente souffre, mais reconnaît que les douleurs ne sont pas comparables aux douleurs éprouvées avant la piqûre. A 2 h. 10 expulsion d'un enfant du sexe féminin ; placenta 2 h. 12.

Les jours suivants légère céphalalgie ne disparaissant pas avec l'antipyrine. Sort du service le 19 août.

La sécrétion lactée s'était effectuée le premier jour.

Observation XII

R... Ascension, trente et un ans, secundipare. Présentation du sommet en droite postérieure. Le 29 août quelques douleurs durant toute la journée A 8 heures du soir, dilatation 2 francs. A 10 h. 30, cinq francs. A 4 heures du matin, paume de main. A 5 h. 45, douleurs très fortes, la parturiente saute hors de son lit, ne veut plus

rester couchée tant les douleurs sont intolérables. A
6 heures, injection de 2 centigrammes de cocaïne.
A 6 h. 5 plus de douleurs. La femme est calme ; elle
vomit, mais les vomissements cessent après l'ingestion
de petits morceaux de glace. Sueurs. Dilatation complète
à 6 h. 32. A 6 h. 52, petites douleurs. A 7 h. 25, les
douleurs deviennent de plus en plus fortes. A 7. h. 52,
accouchement d'un enfant du sexe féminin. Expulsion
spontanée du placenta à 8 heures. Pas d'hémorragie.
Température, 36 degrés. Le 31 août, céphalalgie, température, 38 degrés. Le 1er septembre, la céphalalgie
n'a pas cessé, herpès labial, 39° 2. Les seins ne présentent rien d'anormal, l'utérus n'est pas douloureux,
les lochies ne sont pas fétides. Le 2, céphalalgie,
38° 2 (antipyrine 1 g). Le 3, tout est fini, 37° 2.

Sort du service le 17 septembre 1901, pour se placer
nourrice.

Observation XIII

Typhlite chez une femme enceinte de plus de quatre
mois. Injection de 2 centigrammes de cocaïne par
la voie lombaire. Opération. Pas de provocation du
travail. La grossesse continue à évoluer.

(Dr Sabadini, observation recueillie par M. Lemaire,
interne du service.)

X..., admise dans le service de M. le Dr Sabadini, le
17 septembre 1901. Aucune maladie antérieure ; quatre
enfants. Actuellement, elle est enceinte de plus de
quatre mois, l'utérus remonte à plus de cinq doigts au-
dessus du pubis, près de l'ombilic. Les bruits du cœur

fœtal sont déjà perçus. Il y a huit jours, le 9 septembre.
à 4 heures de l'après-midi, a été prise brusquement au
milieu de son travail, d'une violente douleur du côté
droit, comme un coup de couteau. Elle s'est alitée de
suite, se sentant défaillir. Le médecin appelé porte le
diagnostic d'appendicite et lui conseille d'entrer à
l'hôpital. Après bien des hésitations, la malade arrive
salle Bichat, le 17 septembre. Depuis que la malade a
ressenti cette violente douleur, plus de selles. Douleurs vives et continuelles, frissons, facies grippé, pouls
petit à 110. Empâtement de la région illiaque droite.
Glace sur le ventre. Même état le 20, on se décide à
intervenir. L'opération est faite sous l'anesthésie cocaïnique lombaire. Injection de 2 centigrammes.

Les jours suivants, l'opérée ne présentait rien d'anormal en ce qui concerne la grossesse. Celle-ci a continué à évoluer. Le 5 octobre, seize jours après l'opération, nous avons pu entendre les bruits du cœur
fœtal. Le 6 octobre, les parents emmènent la malade
chez elle.

OBSERVATION XV

Astragalectomie. Curetage du calcaneum pour tuberculose osseuse (femme enceinte de quatre mois. Rachicocaïnisation.)

(Observation communiquée par M. le Dr Cabanes,
chef de clinique, opération pratiquée par M. le professeur Bruch).

Zohra bent Kadi, mauresque, âgée de trente-deux
ans, entre le 26 février à la clinique chirurgicale pour

tuberculose du tarse. Elle est enceinte de quatre mois environ. Une intervention large est décidée.

Le 14 février, M. le professeur Bruch enlève l'astragale à la curette et une partie du calcanéum, après avoir pratiqué la rachicocaïnisation dont voici le détail et les suites :

Injection de 2 centigrammes de cocaïne à 10 h. 32. Pouls, 80.

La malade n'est nullement incommodée jusqu'à 10 h. 37 où, assez brusquement, elle vomit à deux reprises deux gorgées de liquide sans accuser de souffrance. Pouls, 84. Légères sueurs.

A 10 h. 40, début de l'opération. A 11 heures, fin de l'opération. L'analgésie remonte jusqu'aux seins. Elle a été excellente. La malade n'a accusé ni céphalée, ni lassitude, pas de coliques utérines ; pas de fièvre. Le 16 mars, le fœtus vit. En somme, cette rachicocaïnisation n'a provoqué aucun trouble momentané appréciable dans les phénomènes de la gestation.

CONCLUSIONS

Les propriétés utéro-motrices de la cocaïne ne nous paraissent pas constantes. Compter sur elles pour accélérer ou provoquer le travail serait s'exposer à de nombreux échecs. La cocaïne demeure seulement un analgésique incontestable,

A ce titre son emploi ne nous paraît pas indiqué dans les accouchements longs et particulièrement douloureux.

L'analgésie procurée est trop courte.

Le chloroforme à dose analgésique lui est bien supérieur. Il est sans danger et permet de soulager les parturientes depuis le commencement de l'accouchement jusqu'à la fin.

Reste les interventions. La cocaïne ne nous semble pas encore devoir remplacer le chloroforme. Celui-ci, même donné à dose chirurgicale, présente une innocuité si parfaite à l'égard des parturientes que nous ne sommes pas tentés d'utiliser une méthode encore bien incomplète et passible de nombreux inconvénients.

4

Nous préférons attendre que les indications et les contre-indications de la rachicocaïnisation soient bien précisées.

INDEX BIBLIOGRAPHIQUE

1884. Doléris, De l'analgésie des voies génitales obtenue par l'application locale de la cocaïne pendant le travail de l'accouchement (Société de biologie, 17 janvier 1884).

1885. Corning, Special anesthesia 'and local medication of the cord. (New-York medical journal, 1885. vol. XLII).

1886. — Medical Record, vol. XXXIII.

1888. — Local anesthesia, Appleton.

1889. Budin, Leçons de clinique obstétricale.

1887. Campbell, Considérations nouvelles sur l'anesthésie obstétricale.

1891. Acconci, Contraction et inertie de l'utérus. Action de la cocaïne (Giornale della Accademia di Torino), n°s 7 et 8).

— Quincke, Die Lumbal ponction des Hydrocephales (Berl. klin, Woch, 21 sept.).

1892. Dastre. La cocaïne. Revue des Sciences médicales, t. XL, p. 671.

1894. Corning, The Pain, New-York.

1898. Jaboulay, Drainage de l'espace sous-arachnoïdien et injection de liquide médicamenteux dans les méninges (Lyon Médical).

— Sicard, Essais d'injections microbiennes toxiques et thérapeutiques par voie céphalo-rachidienne (Société de Biologie, 30 avril).

1899. Sicard, Injection sous-arachnoïdienne de cocaïne chez le chien. (Société de Biologie, 20 mai).

1899. Bier, Ueber Cocaïniserung des Rückenmarks (Deutsche Zeitschrift für Chirurgie, t. LI, p. 361).

— Tuffier, Analgésie chirurgicale par l'injection de cocaïne sous l'anachroïde lombaire (Société de [biologie, nov.).

— — Analgésie par injection cocaïnée dans l'espace ara-chnoïdien lombaire (Soc. de chirurgie, 22 nov.).

— — Anesthésie médullaire chirurgicale par injection sous-arachnoïdienne lombaire de cocaïne (Semaine médicale, 16 mai).

1900. Bier, Bemerkungen zur Cocaïniserung des Rückenmarks Münch. med. Woch., 4 sept.).

— Corning, Method of medullary narcosis (Med. Record, 13 oct.).

— — Som conservative pattings a propos of spinal anesthesia (Med. Record, 29 oct.).

— Cadol, Anesthésie par les injections de cocaïne dans l'espace sous-arachnoïdien (th. de Paris).

— Denis, Cinquante-trois anesthésies médullaires par injection de cocaïne dans l'espace sous-arachnoïdien lombaire (Bullelin médical de l'Algérie, nov.).

— Doléris et Malartic, Analgésie obstétricale par injection de cocaïne dans l'arachnoïde lombaire (Acad. de méd., 17 juillet).

— — Analgésie obstétricale par injection intra-rachidienne de cocaïne (Revue de thérapeutique médicochirurgic., 15 décembre).

— — Analgésie obstétricale par injection sous-arachnoïdienne de cocaïne (Soc. d'obst. de gynécol. et de péd., 9 nov.).

— Dumont, Cocaïnisation de la moelle épinière (Correspondenz Blatt f. Schweitzer Aerzte, 1er oct.).

— Dupaigne, Sur les injections sous-arachnoïdiennes de cocaïne en obst. (Acad. de méd., 28 août).

— Kreiss, Ueber Medullarnarkose bei Gebærenden (Centralblatt für Gynecologie, 14 juillet).

— Ehrenfest, A few remarks on the use of medullary narcosis in obstetrical cases (Medical Recor, 22 déc.)

— Engelmann, L'eucaïne B. dans la rachicocaïnisation (nov.)

1900. Legueu et Kendirdjy, de l'anesthésie par l'injection lombaire intra-rachidienne de cocaïne et d'eucaïne (Presse médicale, oct.)

— Marx, Medullary narcosis during labor (Medical Record, 13 octobre).

— — Medullary narcosis during labor (Philadelphia Journal, 10 novembre).

— Nicoletti Contribution expérimentale, histologique et clinique à l'anesthésie cocaïnique de la moelle épinière avec des injections sous-arachn. dans la régino lombaire (Archivio italiano di gynecologia, août)

— Salmon, De l'analgésie par les injections sous-arachnoïd. de cocaïne. Application à la chirurgie des voies urinaires (thèse Paris).

— Sicard et Gasne, les injections sous-arachn. et le liquide céphalo-rachidien. Recherches expérimentales et cliniques (thèse).

— Tuffier, Anesthésie médullaire en gynécologie (Revue de gynéco. août).

— — De l'anesthésie médullaire par injection de cocaïne sous l'aracnoïde lombaire (Congrès de Paris).

— — Un mot d'histoire à propos de l'analgésie chirurgicale par voie rachidienne (Presse médicale, 7 novembre).

— — Analgésie cocaïnique pur voie rachidienne (Semaine méd., 12 décembre).

— Tuffier et Hallion, Expériences sur l'injection sous-arachn. de cocaïne (Société de biologie), 3 novembre.

— — Mécanisme de l'anesthésie par injection sous-arachn. de cocaïne (Société de biologie).

1901. Bier, Nouvelles recherches sur l'anesthésie rachidienne, (XXXe Congrès de chirurgie Berlin, 11 avril).

— Bousquet, Un cas de mort par injection sous-arach. d'eucaïne (Société de chirurgie, 10 juillet).

— Beynot, Analgésie cocaïnique par injection sous-arachnoid. (thèse Paris).

— Chaput, sur l'analgésie médullaire cocaïnique (Société de chirurgie, 24 avril, 5 juin, 12 juin, 31 juillet).

1901. Chaput, L'anesthésie générale ou très étendue obtenue par la rachicocaïnisation (Presse médicale, novembre).

— Démelin, Obstétrique.

— Denis, Faits obstétricaux (Bulletin médical de l'Algérie, septembre). Société de médecine d'Alger (séance du 15 janvier).

— Diamantberger, Des injections sous-arachnoïdiennes, de cocaïne en obstétrique (thèse Paris).

— Doléris, Bulletin médical du 13 février 1901.

— Desfosses et Dumont, Technique de la rachicocaïnisation (Presse médicale, 9 novembre).

— Dupaigne, Analgésie rachidienne par la cocaïne appliquée aux accouchements (Annales de gynécologie et d'obstétrique, janvier).

— Olivéra Fausto, Contribution à la rachicocaïnisation. (Revista medica de San Paulo, 31 mai).

— Gérard-Marchand, (Discussion sur la rachicocaïnisation (Société de chirurgie, 15 mai 1901).

— Guéniot, Rapport sur l'anesthésie médullaire appliquée aux accouchements (Acad. de médecine, 22 janvier).

— Guinard, Réaction des méninges cérébro-spinales sous l'influence des injections sous-arachnoïdiennes de solutions aqueuses de cocaïne (Société de chirurgie, 10 juillet).

— — A propos de la Rachicocaïnisation (Presse médicale, 13 novembre).

— — Technique rationnelle de la rachicocaïnisation (XIVe Congrès de chirurgie).

— Moutet et Guisoni, Des injections sous-arachnoïdiennes de cocaïne en obstétrique (Société de médecine d'Alger, 6 novembre).

— Hawley et Taussig, Les injections sous-arachnoïd. de cocaïne en obstétrique et en gynécologie (19 janvier).

— Labusquière, De l'anesthésie par injection de cocaïne sous l'arachnoïde lombaire (Annales de gynécol. et d'obst., janvier).

— Legueu, Discussion sur la rachicocaïnisation (Société de chirurgie, 22 mai).

1901. Legueu, Deux cas de mort immédiate par rachicocaïnisation (Presse médicale. 6 novembre).

— Laborde, Action vaso-motrice de la cocaïne (Société de biologie). Analgésie par injection intra-rachidienne de cocaïne (Acad. de médecine, 26 mars).

— Lejars, Société de chirurgie (22 mai).

— Lyot, Un prétendu cas de mort par injection intra-rachidienne de cocaïne (Presse médicale, 3 octobre).

— Malartic, Les injections rachidiennes de cocaïne en obstétrique (thèse Paris).

— Nélaton, Société de chirurgie (séances du 8 mai, 3 juillet).

— Porack, Sur l'analgésie obstétricale au moyen des injections intra-rachidiennes de cocaïne (Acad. de médecine, 29 janvier).

— Puech et de Rouville, Trois cas d'injections de cocaïne dans le canal lombaire (Société obstétricale de Paris, 11 avril).

— Puech, Des injections sous-arachnoïdiennes de cocaïne en obstétrique (Gazette des Hôpitaux, 27 juillet).

— Pitres et Abadie, Sur la distribution et le mécanisme de l'anesthésie par injection intra-rachidienne de cocaïne (S. de biologie, 4 mai).

— Prouff, Un cas de mort par rachicocaïnisation rapporté par Broca (Société de chirurgie, 3 juillet).

— Reclus, Rapport sur l'anesthésie par les injections sous-arachnoïdiennes de cocaïne (Académie de médecine, 19 mars).

— — L'analgésie chirurgicale par la méthode de Bier (Presse médicale, 3 avril).

— — La Méthode de Bier (Société de chirurgie, 8 mai, 29 mai).

— Ravaut et Aubourg, Le liquide céphalo-rachidien après la rachicocaïnisation (Société de biologie, 15 juin).

— Roussel, De l'analgésie chirurgicale par la voie rachidienne (Toulouse, thèse).

— Ricard, Discussion devant la Société de chirurgie (8 mai).

— Schwartz, Sur la rachicocaïnisation (Centralblatt f. Chirurgie, 2 mars).

1901. Tuffier, De l'analgésie chirurgicale par voie rachidienne (Paris, Masson).

— — Communication sur 1300 cas d'analgésie cocaïnique (Académie de médecine, 29 janvier).

— — Analgésie par voie rachidienne (Presse médicale).

— — De la stérilisation des solutions de cocaïne (Presse médicale, 20 février).

— — L'analgésie cocaïnique par voie rachidienne (Société de chirurgie, 17 avril, 29 mai).

— Bazy, Discussion devant la Société de chirurgie (15 mai).

— Routier, Ibid.

— *Discussion devant la Société de chirurgie* (Guinard, Walther, Kirmisson, Poirier, Chaput, Broca, Rochard, Segond, Nélaton, Schwartz, Reclus, Tuffier).

— Zervoudès, Analgésie chirurgicale par la rachicocaïnisation au point de vue de ses inconvénients (thèse Paris).

— Villar, Analgésie chirurgicale par injection sous-arachnoïdienne lombaire de chlorhydrate de cocaïne (XIVe Congrès de chirurgie).

— Vincent, Sur la méthode d'anesthésie par la cocaïnisation rachidienne (communication à la Société de chirurgie, mai).

1902 Denis, 105 nouvelles rachicocaïnisations (Bulletin médical de l'Algérie, janvier).

www.ingramcontent.com/pod-product-compliance
Ingram Content Group UK Ltd.
Pitfield, Milton Keynes, MK11 3LW, UK
UKHW020039100726
13658UKWH00003B/1416